IAD-setに基づくIADの予防と管理

IAD
ベストプラクティス

［編集］一般社団法人 日本創傷・オストミー・失禁管理学会

照林社

IADベストプラクティス作成メンバー

一般社団法人日本創傷・オストミー・失禁管理学会
学術教育委員会（オストミー・スキンケア担当）

委員長	大桑麻由美	金沢大学医薬保健研究域保健学系看護科学領域臨床実践看護学講座
委員	●2016～2017	
	安部正敏	医療法人社団廣仁会札幌皮膚科クリニック
	井川靖彦	東京大学大学院医学系研究科コンチネンス医学講座
	市川佳映	東京大学大学院医学系研究科健康科学・看護学専攻老年看護学/創傷看護学分野
	上出良一	ひふのクリニック人形町
	紺家千津子	金沢医科大学看護学部成人看護学
	真田弘美	東京大学大学院医学系研究科健康科学・看護学専攻老年看護学/創傷看護学分野
	徳永惠子	宮城大学名誉教授
	仲上豪二朗	東京大学大学院医学系研究科健康科学・看護学専攻老年看護学/創傷看護学分野
	西村元一	金沢赤十字病院
	溝上祐子	日本看護協会看護研修学校認定看護師教育課程
	●2017～2018	
	安部正敏	同上
	市川佳映	同上
	紺家千津子	同上
	真田弘美	東京大学大学院医学系研究科健康科学・看護学専攻老年看護学/創傷看護学分野 グローバルナーシングリサーチセンター　センター長
	徳永惠子	同上
	仲上豪二朗	同上
ワーキンググループ	市川佳映	同上
	紺家千津子	同上
	真田弘美	同上
	徳永惠子	同上
	仲上豪二朗	同上
	間宮直子（2018年）	大阪府済生会吹田病院看護部
	渡辺光子（2018年）	日本医科大学千葉北総病院看護管理室

序文

　日本創傷・オストミー・失禁管理学会は、排泄ケアを基軸とし、褥瘡管理、ストーマケア、失禁ケアについて、その技術の開発、普及に尽力してまいりました。特に失禁ケアにおいては、平成28年度の排尿自立指導料の保険収載は記憶に新しいといえます。膀胱留置カテーテルを早期に抜去することにより、尿路感染症は減り、排尿が自立していく患者も増え、QOLの向上に貢献したことは明らかであります。一方、寝たきり患者の機能性尿失禁による皮膚障害（IAD）は、褥瘡予防などスキンケアを標榜する学会として、決して見過ごすことのできない病態といえます。

　IAD（Incontinence-Associated Dermatitis：アイエーディ・失禁関連皮膚炎）は尿または便（あるいは両方）が皮膚に接触することにより生じる皮膚炎です。IADの主症状には疼痛があり、苦痛は甚大です。また、排泄物が皮膚に接触する状況は不快であり、排泄の援助を受けることは対象者の自尊心にも影響を及ぼすことからQOLの低下の一因と捉え、IADの予防と早期解決に取り組むことが重要です。

　本邦は、超高齢社会を迎え、2036年には65歳以上の高齢者が3人に1人となると推計されています。また、高齢者の失禁頻度はきわめて高く、尿失禁は60歳以上の高齢者の50％以上、便失禁は65歳以上の男性では8.7％、女性では6.6％と報告されています。そしてIADの有病率は、17.0％（一施設）と報告されています。これは褥瘡有病率と比較しても高いといえます。

IAD重症度判定スケール：IAD-set

　日本創傷・オストミー・失禁管理学会（JWOCM）学術教育委員会では、まず、本邦の臨床現場でIADのアセスメントができるツールの開発から取り組みました。本邦以外でIADを評価するツールはいくつか紹介されており、先行して翻訳化されたIAD評価ツール（日本語版IADS）では、本邦での適合性が十分ではなく、そのままの導入には難しいと考えられたためです。また、IADの軽快・悪化について、IADに関わるすべての専門職が同様に理解するためのツールが必要でした。さらに、提供するケアの評価は、結果としてIAD治癒であり、IADの状態を「定量的に」すなわち、数字であらわすことが重要です。そこで「IAD重症度評価スケール」を作成し、2016年から提案・改訂を重ね『IAD-set』が完成しました。

IADベストプラクティス：IAD-set システム

　本ベストプラクティスは、『IAD-setの評価をもとに適切なケアを導くことができる』をコンセプトに作成し、スケールとケアが連動するシステムとしました。IADの予防や管理におけるケア効果検証の臨床研究は未だ発展途上にあり、国内外を含め十分なエビデンスとはいえません。したがって現時点においては、先行研究と専門家が有する知識・経験を十分に考慮した『実践現場での最善策』を提示しております。

　このIADベストプラクティスの完成に尽力された学術教育委員会オストミー・スキンケア担当委員長 大桑麻由美先生をはじめ、委員の方々の3年間にわたるご尽力に深謝するとともに、IADの予防と管理のスタンダードケアが臨床に浸透することを願ってやみません。

2018年12月　吉日

一般社団法人日本創傷・オストミー・失禁管理学会
前・理事長　真田弘美
現・理事長　田中秀子

目 次

第1章 IADベストプラクティスとは　4

- 1 目的　4
- 2 看護師の役割　4
- 3 対象者　4

第2章 IADの概要　6

- 1 定義　6
- 2 疫学　6
- 3 発生メカニズム　7
- 4 鑑別疾患　8

第3章 IADのアセスメント：IAD-set　12

I IAD重症度評価スケール：IAD-set　12

- 1 IAD-setとは　12
- 2 IAD-setの信頼性検討　12

II 使用方法　13

- 1 皮膚の状態のアセスメント　14
- 2 付着する排泄物のアセスメント　14
- 3 IAD-setの点数　16

第4章　IADの予防と管理：IAD-setケアアルゴリズム　　18

Ⅰ　IAD-setケアアルゴリズムとは　　18
Ⅱ　使用方法　　18
Ⅲ　IADの予防と管理　　20

1 排泄機能・排泄自立度のアセスメントおよび排泄自立支援　　20
2 IADアセスメント　　20
3 付着する排泄物　　21
　１）便の管理　　22
　（１）有形便（付着する排泄物・便の点数：１点）の管理　　22
　（２）軟便（付着する排泄物・便の点数：２点）の管理　　25
　（３）水様便（付着する排泄物・便の点数：３点）の管理　　28
　２）尿の管理　　31
　（１）正常な尿（付着する排泄物・尿の点数：１点）の管理　　31
　（２）尿感染の疑い（付着する排泄物・尿の点数：２点）への対応　　32
4 皮膚の状態　　33
　（１）紅斑（皮膚障害の程度の点数：１点）の管理　　33
　（２）びらん（皮膚障害の程度の点数：２点）の管理　　34
　（３）潰瘍（皮膚障害の程度の点数：３点）の管理　　36
　（４）皮膚カンジダ症の疑い（カンジダ症の疑いの点数：１点）への対応　　36

表紙デザイン：関原直子
本文DTP：明昌堂
本文イラスト：今﨑和弘

本書に記載しております薬剤・機器等の使用にあたっては、個々の添付文書や取り扱い説明書を参照し、適応や使用法等については常にご確認ください。

第1章 IADベストプラクティスとは

1 目的

　本邦では、2017年の高齢化率は27.7％だが、2036年には33.3％となり、65歳以上の高齢者が3人に1人となる社会が到来すると推計されている[1]。さらに、本邦における高齢者の失禁頻度はきわめて高く、尿失禁は60歳以上の高齢者の50％以上[2]、便失禁は65歳以上の男性では8.7％[3]、女性では6.6％[3]と報告されている。つまり、本邦における失禁患者の数は、今後高齢社会の進展とともに増加の一途をたどることが推測され、IAD（Incontinence-Associated Dermatitis：失禁関連皮膚炎）の予防・管理は喫緊の課題と言える。

　しかし、その一方で、IADの予防や管理におけるケア効果の検証といった研究はいまだ発展途上にあり、国内外を含めて十分とは言えないのが現状であり、ガイドラインの作成は困難であると考えた。そのため、現在は、先行研究と専門家が有する知識・経験を考慮した「実践現場での最善策」を示すことが重要であり、本書『IADベストプラクティス』を作成した。本書により、IADに関する知識やスタンダードケアが臨床に浸透し、IADの発生予防と早期治癒、保有率の減少につながることを期待する。

2 看護師の役割

　IADの予防や管理において看護師が果たす役割は、「スキンケアの徹底」である。スキンケアは、「予防的スキンケア」と「治療的スキンケア」に大別されるが、本来、スキンケアの目的は「予防」であり、IADにおいても「予防」に取り組むことは最も重要である。スキンケアを行うことによって、皮膚は健康な状態に近づき、本来皮膚が持つ機能を維持・回復することが期待できる。看護師が実施するIADの「スキンケア」とは、皮膚のバリア機能を維持・回復させるために行うケアであり、皮膚バリア機能を補完すること、排泄物と皮膚との接触を回避すること、そして、排泄物が接触したときに速やかに除去することである。

　一方、治療的スキンケアでは、排泄物の管理に加えて、IADの治癒を促すために、局所に生じる炎症そのものへの働きかけとして、医師とのコラボレーション、つまりチーム医療による対応が必要となる。したがって、看護師はスキンケアのみならず、チーム医療のキーパーソンとしての役割も求められる。

3 対象者

　本来、IADの予防には失禁の改善が必須である。しかし、失禁の中には「機能性失禁」も含ま

れ、身体機能や認知機能の低下によって、改善が望めない場合もある。本書では、ケアを受ける対象者を、「失禁を有する成人および高齢者であり、かつ自分自身で排泄ケアおよびスキンケアの実施が困難な患者」とした。

文献
1) 内閣府.（2018, 6）. 平成30年版高齢社会白書：第1章　第1節　高齢化の状況. 2018/10/16, http://www8.cao.go.jp/kourei/whitepaper/index-w.html
2) 失禁対策検討委員会 失禁マニュアル等作成委員会 編. 尿失禁にどう対処するか－保健・医療・福祉関係者のためのガイドライン. 一般財団法人日本公衆衛生協会, 東京, 1993.
3) Nakanishi N, Tatara K, Naramura H, et al. Urinary and fecal incontinence in a community-residing older population in Japan. J Am Geriatr Soc 45：215-219, 1997.

第2章 IADの概要

1 定義

　IAD（アイエーディ）は、尿または便（あるいは両方）が皮膚に接触することにより生じる皮膚炎である（図1）。この場合の皮膚炎とは、皮膚の局所に炎症が存在することを示す広義の概念であり、その中に、いわゆる狭義の湿疹・皮膚炎群（おむつ皮膚炎）やアレルギー性接触皮膚炎、物理化学的皮膚障害、皮膚表在性真菌感染症を包括する。

　IADで観察される主な皮疹には、紅斑、びらん、潰瘍が含まれる。これらの好発部位は、会陰部、肛門周囲、臀裂、臀部、鼠径部、下腹部、恥骨部である。しかしながら、排泄物が接触する部位は先述部位に限らず、場合により大腿部などにも発生し得るため、意識して観察することが大事である。

2 疫学

　IADの有病率および発生率は、欧米諸国では有病率5.2～27%[1)2)]、発生率3.4～50%[1)]と報告されている。本邦では全国的な大規模調査の結果はないが、長期療養型医療施設入所者を対象とした3件の論文では、有病率5.9～17%[3)4)]、発生率54.3%[5)]と報告されている。昨今、IADに関するケア製品や知識・技術の向上がみられる中、IADの有病率・発生率は依然として高く、早急な対応が必要であるといえる。なお、報告されている有病率・発生率に大きなばらつき

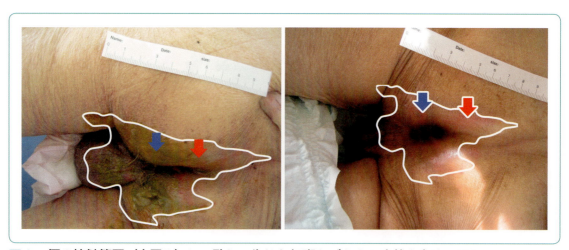

図1　便の接触範囲（白囲み）に一致して生じた紅斑とびらんの症状を有するIAD
左：便付着（びらん⬇、紅斑⬇は見えない）
右：皮膚洗浄後の状態

がある理由としては、治療環境に差があること、IADを判断するための基準が存在しないことなどが考えられている。

3 発生メカニズム（図2）

　失禁によって皮膚に尿や便が接触すると、尿や便の水分によって角質細胞が膨潤し、角質細胞間脂質が減少するだけでなく、角化細胞間の間隙が拡大するとともに、細胞同士を連絡する細胞質突起が減少し、皮膚浸軟が生じる。浸軟した皮膚は、皮膚バリア機能を示す指標の一つである経皮水分蒸散量（transepidermal water loss：TEWL）が上昇する。さらに、物理的強度も低下しているため、機械的刺激（摩擦やずれ）によってびらんのような表皮の損傷が生じやすい状態である。

　尿が付着した場合は、尿中の尿素が細菌によりアンモニアと二酸化炭素に分解されるため、尿はアルカリ化する。これが皮膚に付着することで皮膚pHが上昇し、皮膚表面の酸外套による防御機能が低下するため、感染のリスクが増大する。

　また、便が付着した場合は、便中の消化酵素により角層が損傷される。損傷した角層から刺激物がバリアを通過するため、刺激を受けた角化細胞は各種サイトカインを放出し、炎症反応を引き起こす。その結果、IADが発生する。

　しかし近年、IADにおける基礎研究の進展から、排泄物の付着によって角層の組織損傷が生じるだけではなく、同時に皮膚真皮にも損傷が起きていることが疑われている。浸軟した皮膚では、プロテアーゼ（タンパク質分解酵素）が経皮的に侵入し、皮膚真皮で毛細血管壁が分解され、赤血球が血管外に漏出していること（図3）、同時にそのような皮膚では能動的に細菌が侵入し、凝集塊が形成され真皮組織が傷害されていることが動物実験で確認されている（図4）[6]。

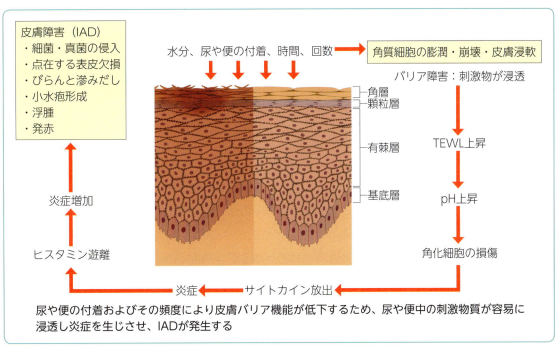

図2　IADの発生メカニズム
市川佳映, 大桑麻由美. IAD（失禁関連皮膚障害）予防・ケア. スキンケアガイドブック（一般社団法人日本創傷・オストミー・失禁管理学会 編）, 232, 図2, 照林社, 東京, 2017. より改変して転載

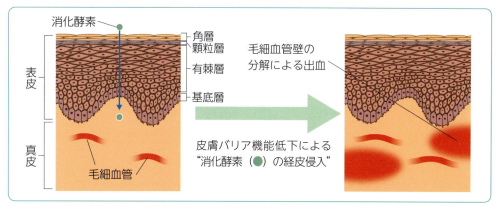

図3　浸軟皮膚における消化酵素の影響
峰松健夫，麦田裕子．PART1 発生メカニズム 発赤を見たときにはもう遅い！ IADで知っておきたい新しい「発生メカニズム」．
エキスパートナース 33：69，図4，2017．より引用

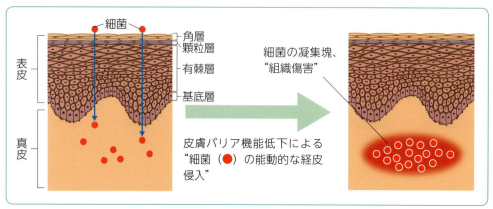

図4　皮膚浸軟における細菌の影響
峰松健夫，麦田裕子．PART1 発生メカニズム 発赤を見たときにはもう遅い！ IADで知っておきたい新しい「発生メカニズム」．
エキスパートナース 33：69，図5，2017．より引用

4 鑑別疾患

　IADと鑑別すべき疾患を考える上でまず重要なことは、IADは疾患を示す用語ではないということである。あくまでもIADには異種の疾患単位が併存もしくは共存しているという理解が重要であり、IADは一次刺激性接触皮膚炎、アレルギー性接触皮膚炎、皮膚表在性真菌感染症などが包括された概念であると捉えるべきである。ここでは、それ以外で念頭に置かなければならない疾患について概説する。

1）乳房外パジェット病

　高齢者の外陰部に好発する紅斑であり、鱗屑を付す。本症は汗腺細胞由来と考えられている悪性腫瘍である。その臨床症状よりいまだ他科領域で湿疹やカビと誤診され、病期が進行してしまう症例が存在する。さらに、外陰部であるがゆえに、羞恥心から患者自身が医療機関を受診せず、市販薬で長期間加療している場合もある。外陰部の紅斑をみた場合には、必ず本症を念頭に置き、早急に皮膚科受診を促し、皮膚生検をすべきである。なお、時に瘙痒を訴える患者も存在するので、自覚症状の有無は診断根拠となりえない。

2）有棘細胞癌

　表皮の角化細胞に分化する悪性腫瘍であり、容易に潰瘍化するのが特徴である。多くの例で発生母地を有し、熱傷瘢痕、瘢痕、放射線皮膚炎、色素性乾皮症などが誘因となる。陰茎癌は亜型と考えられており、包茎患者に多く、亀頭包皮炎の反復などが誘因となる。

3）Queyrat紅色肥厚症

　主として、亀頭、その他陰門などを中心に境界明瞭な紅色調を呈する、表面ビロード状の局面が出現する。粘膜や粘膜移行部に生ずる悪性腫瘍である。

4）梅毒

　第一期梅毒において、外陰部に潰瘍がみられる。感染後約3週間で外陰部に初期硬結が出現する。次いで鼠径リンパ節腫脹がみられる。初期硬結は、亀頭、包皮、尿道口、陰唇、陰核などにみられ、中央が浅く潰瘍化する。自覚症状はない。

5）軟性下疳

　軟性下疳菌による感染症である。感染後数日で外陰部に紅色丘疹を生じ、その後潰瘍化する。潰瘍は浅く辺縁鋸歯状で、膿苔を伴う。亀頭包皮炎を合併することもある。

6）単純ヘルペス

　外陰部に生ずるウイルス感染症である。初感染の場合、直接接触から7日以内に、局所の違和感や熱感を自覚する。その後、紅斑に続いて、小水疱、びらんを生ずる。水疱周囲の紅暈は、帯状疱疹に比較して軽度であることが多い。自発痛を有し、それを主訴に患者が受診する場合も多い。一方、再発病変は知覚神経節に潜伏する単純ヘルペスウイルスの再活性化により病変が惹起される。臨床症状は、やはり局所の違和感や熱感を自覚した後、紅斑に続いて小水疱、びらんを生ずる。再発の場合、自覚症状は初感染に比較して軽度である。

7）壊疽性膿皮症

　紅斑で始まり、小水疱、小結節などが多発し、次第に潰瘍化する。潰瘍は遠心性に拡大し、融合して巨大な潰瘍となる。時に周囲は堤防状となり、潰瘍底には膿苔が付着し、壊死塊でおおわれる。次第に肉芽腫状となり瘢痕治癒する。潰瘍性大腸炎、クローン病、骨髄異形成症候群などの基礎疾患を有する。

8）慢性膿皮症

　一般細菌による慢性増殖性変化をきたす皮膚表在性細菌感染症である。時に潰瘍を伴う。臀部に生じた場合、臀部慢性膿皮症と呼び、臀部から大腿後面にかけて巨大な湿潤局面を形成し、瘻孔、潰瘍、肉芽腫を形成する。

9）クローン病

　全消化管に、非連続性の慢性肉芽腫性炎症を生じる原因不明の炎症性疾患である。肛門周囲に

潰瘍を生じた場合、鑑別にあがる。ただし、皮膚症状としては、この他に結節性紅斑、壊疽性膿皮症などがみられ、診断の一助となる。

10）熱傷（化学熱傷を含む）

熱傷でも、水疱ができるものの、弛緩性であることが多い。患者の病歴でほぼ鑑別可能であると考えがちであるが、高齢者でコミュニケーションが取れない患者の場合、低温熱傷と誤って診断される場合もあり注意する。また、化学熱傷も同様の病態をとる。

11）紅色陰癬

細菌感染症である。ウッド灯による診断が有用であるが、皮膚科医に鑑別を委ねたほうがよい。

12）水疱性類天疱瘡

高齢者に好発する自己免疫疾患である。本症は、高齢者の上腕や大腿、腋窩、鼠径部、胸背部に瘙痒を有する紅斑および緊満性水疱、血疱が多発する。水疱は紅斑上に生ずることが多く、粘膜侵襲の頻度は低いのが特徴である。

13）固定薬疹

同一薬剤を摂取するごとに同一部位に皮膚症状を繰り返すタイプである。粘膜皮膚移行部に好発する。内服後紅斑となり、その後色素沈着となる。患者は色素沈着を訴えることが多い。若い女性などは非ステロイド系消炎鎮痛剤を定期的に内服する場合があり、これによる発症も多く、問診が重要である。

文献

1) Gray M, Beeckman D, Bliss DZ, et al. Incontinence-associated dermatitis：a comprehensive review and update. J Wound Ostomy Continence Nurs 39：61-74, 2012.
2) Boronat-Garrido X, Kottner J, Schmitz G, et al. Incontinence-associated dermatitis in nursing homes：prevalence, severity, and risk factors in residents with urinary and/or fecal Incontinence. J Wound Ostomy Continence Nurs 43：630-635, 2016.
3) 市川佳映, 須釜淳子：介護療養型医療施設におけるIncontinence-Associated Dermatitis（IAD）の有病率および看護ケア, 組織体制との関連. 日WOC会誌 19：319-326, 2015.
4) Shigeta Y, Nakagami G, Sanada H, et al. Exploring the relationship between skin property and absorbent pad environment. J Clin Nurs 18：1607-1616, 2009.
5) Ichikawa-Shigeta Y, Sanada H, Konya C, et al. Risk assessment tool for incontinence-associated dermatitis in elderly patients combining tissue tolerance and perineal environment predictors：a prospective clinical study. Chronic Wound Care Management and Research 1：41-47, 2014.
6) Mugita Y, Minematsu T, Huang L, et al. Histopathology of incontinence-associated skin lesions：Inner tissue damage due to invasion of proteolytic enzymes and bacteria in macerated rat skin. PLoS One 10：e0138117, 2015.

第3章 IADのアセスメント：IAD-set

I IAD重症度評価スケール：IAD-set

　IAD(アイエーディ)は、国際的にも関心が高く、IADを評価するツールはすでに存在している。しかし、IADを「定量的に」評価し、重症度の評価や治癒を可視化しているツールは少なく、かつ信頼性と妥当性が検討されているものは稀少であった。また、先行して翻訳化されたIAD評価ツール（日本語版IADS）での本邦での適合性は十分ではなく[1]、そのまま導入するには難しいと考えられた。

　そこで、日本創傷・オストミー・失禁管理学会学術教育委員会（オストミー・スキンケア担当、以下、委員会とする）では、本邦の臨床現場でIADのアセスメントができるツールとして、「IAD-set(アイエーディ・セット)」を開発した。

　経緯としては、委員会で、排泄領域およびスキンケアに精通する医療者を構成員として、さらにワーキンググループを結成した。ワーキンググループには、皮膚・排泄ケア認定看護師、スキンケア領域の研究者、大学教員が含まれた。スケール案を作成する手法として、ノミナルグループ・テクニックを用い、検討を重ねた。スケール案は、第25・26回の日本創傷・オストミー・失禁管理学会学術集会コンセンサスシンポジウムで紹介され検討された結果、完成した。

　なお、IAD-setの「set」は、**S**：skin、**E**：excrement、**T**：toolの頭文字を使用した。

1 IAD-setとは（図1）

　IADは、「排泄物（尿または便、あるいは両方）が皮膚に接触することにより生じる」ことから、IAD-setは排泄物が皮膚に付着する状況にある場合に使用する。

　【皮膚の状態】と【付着する排泄物のタイプ】の2つを評価する。

　【皮膚の状態】は、「皮膚障害の程度」と「カンジダ症の疑い」を、【付着する排泄物のタイプ】は、「便」と「尿」を評価する。評価する部位は、①肛門周囲、②臀裂部、③左臀部、④右臀部、⑤性器部（陰唇／陰嚢・陰茎）、⑥下腹部／恥骨部、⑦左鼠径部、⑧右鼠径部、の計8部位である。8部位の観察は、実際に臀部の観察を行う順にできるように、①～⑧の順番号をつけている。

2 IAD-setの信頼性検討

　第26回日本創傷・オストミー・失禁管理学会学術集会コンセンサスシンポジウムにて、IAD-setを公表し、信頼性評価を実施した。

　採点対象は、IAD保有の5症例とし、スライドによる提示に加え、採点者の手元での評価を可

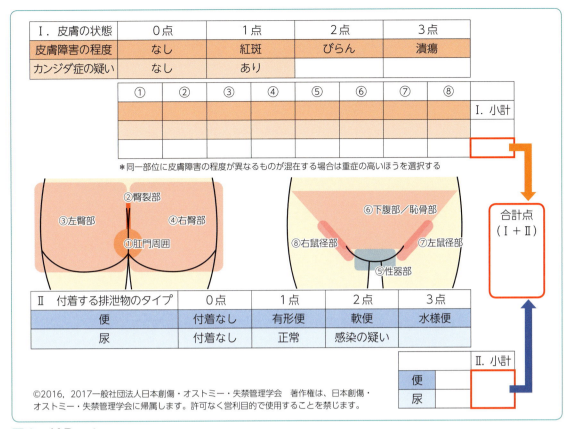

図1　IAD-set

能とするため、症例画像は卓上配付も行った。採点のペースは、参加者個人に任せる等、環境整備を行った。信頼性評価は採点回答の一致率で行った。

調査対象者は、307名（ET/WOCナース（教育課程修了者含む）248名、看護師48名、他11名）であった。

結果は、「皮膚障害の程度」は平均71.4%（最低53.2%、最高80.4%）、「カンジダ症の疑い」は平均84.1%（最低71.7%、最高94.0%）であった。これをもって、最終版と決定した。

II 使用方法（採点方法を含む）

IAD-setは、排泄物が皮膚に付着する状況にある場合に使用する。評価する部位は、①肛門周囲、②臀裂部、③左臀部、④右臀部、⑤性器部（陰唇／陰嚢・陰茎）、⑥下腹部／恥骨部、⑦左鼠径部、⑧右鼠径部、の計8部位である（図2、3）。

8部位の観察は、実際に臀部の観察を行う順にできるように、①～⑧の順番号をつけている。それぞれの部位で、【皮膚の状態】と【付着する排泄物のタイプ】の2つを評価する。

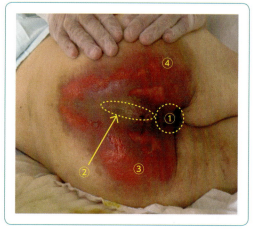 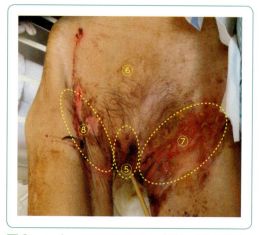

図2 アセスメントをする部位（臀部側）
①肛門周囲：臀筋のたるみを持ち上げ、臀部皮膚を広げて確認する
②臀裂部：臀筋のたるみを持ち上げ、臀部皮膚を広げて確認する。目安として、臀部皮膚が密着している範囲が相当する
③左臀部：おむつの範囲内で、脊柱ラインから左半分で、①と②を除く部位
④右臀部：おむつの範囲内で、脊柱ラインから右半分で、①と②を除く部位

図3 アセスメントをする部位（腹部側）
画像は回転させている
⑤性器部（陰唇／陰嚢・陰茎）
⑥下腹部／恥骨部：おむつの範囲内で確認する
⑦左鼠径部：股関節を開排し確認する（関節拘縮を有する場合は注意する）
⑧右鼠径部：股関節を開排し確認する（関節拘縮を有する場合は注意する）

1 皮膚の状態のアセスメント（図4）

- 「皮膚障害の程度」を0～3点（なし：0点、紅斑：1点、びらん：2点、潰瘍：3点）、「カンジダ症の疑い」を0～1点（なし：0点、あり：1点）で採点する。
- 「皮膚障害の程度」は、1つの部位に複数の症状、例えば、紅斑とびらん、または潰瘍が観察される場合がある。その際は、より重症な症状、紅斑とびらんではびらん（2点）、びらんと潰瘍では潰瘍（3点）を選ぶ。
- びらんと潰瘍は、ともに皮膚欠損が生じている状態である。びらんは、健常部位と皮膚欠損部位の皮膚の高さが同じであり、潰瘍は健常部位と皮膚欠損部位に段差がある。
- 「カンジダ症の疑い」については、診断前の状況であっても、「疑わしい、専門家のコンサルテーションが必要なのではないか」という視点で観察し、疑わしい場合は1点とする（図5）。
- 「カンジダ症の疑い」の所見の例としては、病変部の境界が不鮮明な紅斑とびらんがあり、時に鱗屑を伴う状況を指す。

2 付着する排泄物のアセスメント（図6）

- 皮膚に付着する排泄物は「尿」または「便」あるいは「その両方」である。「便」を0～3点（付着なし：0点、有形便：1点、軟便：2点、水様便：3点）、「尿」を0～2点（付着なし：0点、正常：1点、感染の疑い：2点）で採点する。
- 尿は、感染を疑う尿の付着をリスクとするため、「強い臭気を伴う尿（アンモニア臭）」の有無について判断する必要がある。正常な尿はアンモニア臭を伴うことはなく、尿素分解酵素産生菌への感染が原因となり、尿素をアンモニアと炭酸ガスに分解するために生じる臭気と考えられる。

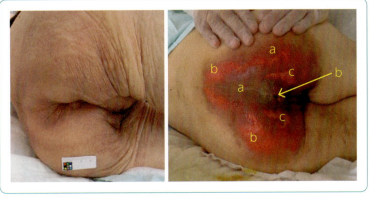

図4　皮膚障害の程度のアセスメント
左：皮膚障害なし
　　失禁があり、排泄物の皮膚への付着があるが、皮膚障害なし0点
右：a：紅斑、b：びらん、c：潰瘍
　[部位] ①肛門周囲はb（びらん）2点、②臀裂部はa（紅斑）1点、③左臀部はa（紅斑）とb（びらん）とc（潰瘍）が混在しているため最大の3点、④右臀部はa（紅斑）とb（びらん）とc（潰瘍）が混在しているため最大の3点

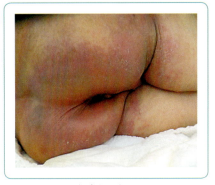

図5　カンジダ症の疑いのアセスメント
疑いあり。①肛門周囲、②臀裂部、③左臀部、④右臀部、それぞれ1点

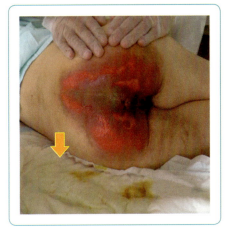

図6　付着する排泄物のアセスメント
便は水様便3点（⬇）
尿は正常1点

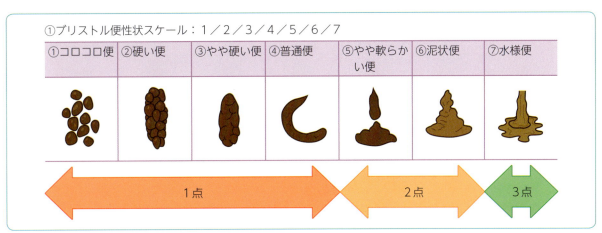

図7　便の性状のアセスメント　ブリストル便性状スケールとの対比
積美保子. 排便チャートのつけ方と指導法. 排泄ケアガイドブック（日本創傷・オストミー・失禁管理学会 編）. 照林社, 東京, 168, 図1, 2017. より引用

- 便は、「軟便および水様便」の付着をリスクとする。便の硬さの見解を統一するためにもブリストルスケール[2]を用いることを推奨する。ブリストルスケールは、便の形状をタイプ1〜7に分類したスケールであり、タイプ5および6が「軟便」（2点）、タイプ7が「水様便」（3点）に該当する（図7）。

3 IAD-setの点数

- 8部位ごとに「皮膚障害の程度」と「カンジダ症の疑い」の点数を足し、さらに8部位の点数をすべて足して【皮膚の状態】の小計点を計算する。
- 【付着する排泄物のタイプ】は、「尿」と「便」の点数を足し、小計点を計算する。
- 【皮膚の状態】の小計点と【付着する排泄物のタイプ】の小計点を足した合計点がIAD-setの点数となる。点数が大きいほど重症と判断し、点数が減少することで、改善と判断する。

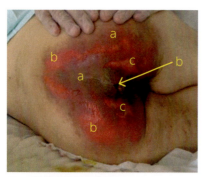

Ⅰ．皮膚状態のアセスメント
①肛門周囲b（びらん）2点、②臀裂部a（紅斑）1点、③左臀部a・b・c（紅斑・びらん・潰瘍が混在）3点、④右臀部a・b・c（紅斑・びらん・潰瘍が混在）3点
⑤⑥⑦⑧は0点
カンジダ症の疑いなし各0点

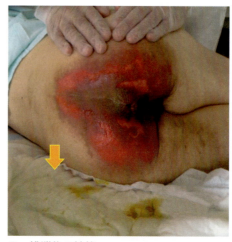

Ⅱ．排泄物の性状
便3点、尿1点

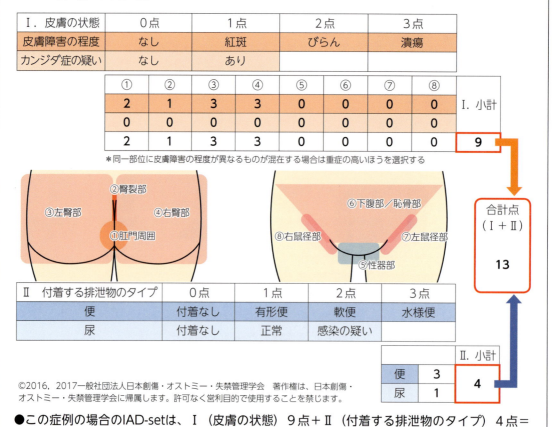

- この症例の場合のIAD-setは、Ⅰ（皮膚の状態）9点＋Ⅱ（付着する排泄物のタイプ）4点＝合計13点となる。

記載方法は　IAD-set　Ⅰ9＋Ⅱ4＝13

文献

1) 小谷野結衣子, 仲上豪二朗, 真田弘美.「日本語版IADS」における信頼性と妥当性の検討（Reliability and validity of the Japanese version of Incontinence-Associated Dermatitis and its Severity (IADS)). 日WOC会誌 21：1-9, 2017.
2) 市川佳映, 大桑麻由美. IAD（失禁関連皮膚障害）予防・ケア. スキンケアガイドブック（一般社団法人日本創傷・オストミー・失禁管理学会 編）. 照林社, 東京, 234, 2017.

第4章 IADの予防と管理：IAD-setケアアルゴリズム

I　IAD-setケアアルゴリズムとは

　IAD-set(アイエーディ・セット)ケアアルゴリズムは、IAD-setに基づいたケアの指針をアルゴリズムで示したものである。本アルゴリズムは、IADの原因となる排泄物の管理の方法を提供し、IADの予防・管理の方法を導く（図1）。排泄の自立度のケア、IADのアセスメント、皮膚のケア、排泄物のケアに大別され、アルゴリズムに沿ってアセスメントを行うことにより個々に応じた適切なケアを提供する。

II　使用方法

　IAD-setの信頼性は、成人、高齢者を対象として確認されたものである。そのため、本アルゴリズムの対象は、原則として成人および高齢者であり、かつ自分自身で排泄ケアおよびスキンケアの実施が困難な患者とする。なお、小児への使用については、今後の課題とする。

1）「排泄ケア開始」の項目からスタートし、「失禁」の有無をアセスメントする。「失禁」がなしの場合は「定期的な排泄機能評価」を行う。ありの場合は、「排泄機能・排泄自立度をアセスメント」、「IADアセスメント」を行う。

2）「排泄機能・排泄自立度をアセスメント」は、「排泄自立支援が困難」がなしの場合は、「排泄自立支援」を行い、再度「失禁」の評価に戻る。ありの場合は、「消化器（内・外）科医、泌尿器科医もしくはWOCナース、専門の研修を修了した看護師などへのコンサルテーション」を行い、再度「失禁」の評価へ戻る。ここで指す「専門の研修」とは、「排尿自立指導料」診療報酬対象研修などである。

3）「IADアセスメント」は、「IAD-set　皮膚の状態点数が1点以上」がなしの場合には、「付着する排泄物」のタイプに応じた管理を行う。つまり「IAD-set　皮膚の状態点数が1点以上」がなしとは、IADの病態がない状態を示しており、「付着する排泄物」の管理には「予防ケア」の内容が含まれる。

4）「IADアセスメント」を行い、「IAD-set　皮膚の状態点数が1点以上」がありの場合は、「付着する排泄物」のタイプに応じた管理に加え、該当する「皮膚の状態：紅斑（1点）・びらん（2点）・潰瘍（3点）」の管理を行う。

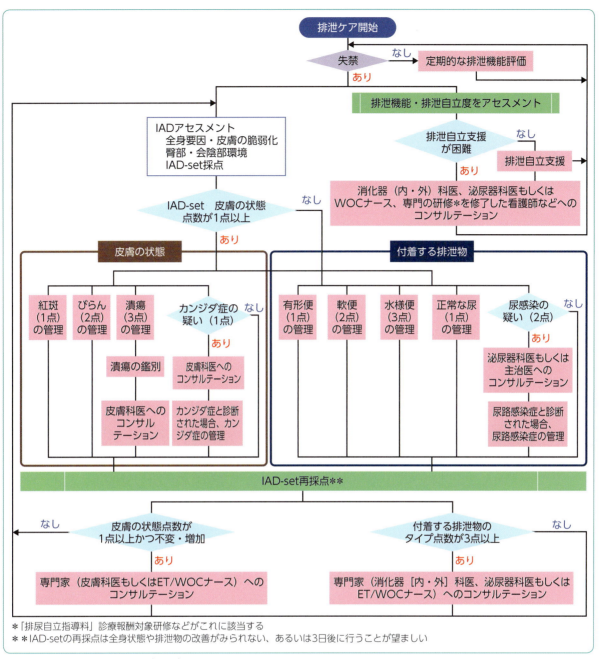

図1 IAD-setケアアルゴリズム

5）「潰瘍（3点）の管理」については、IADと類似する病態との「潰瘍の鑑別」のため、「皮膚科医へのコンサルテーション」を行う。

6）「カンジダ症の疑い」は、なしの場合は「IAD-set再採点」へ進む。ありの場合は「皮膚科医へのコンサルテーション」を行い、カンジダ症と診断された場合、「カンジダ症の管理」を行う。

7）「皮膚の状態」と「付着する排泄物」の管理を行い、「IAD-set再採点」へ進む。なおIAD-setの再採点は、全身状態や排泄物の改善がみられない場合、あるいは3日後に行うことが望ましい。

8）「IAD-set再採点」を行い、「皮膚の状態点数が1点以上かつ不変・増加」がなしの場合は、「IADアセスメント」へ戻る。ありの場合は、「専門家（皮膚科医もしくはET/WOCナース）へのコンサルテーション」をした後、「IADアセスメント」へ戻る。

9）「IAD-set再採点」を行い、「付着する排泄物のタイプ点数が3点以上」がなしの場合は、「IADアセスメント」へ戻る。ありの場合は、「専門家（消化器［内・外］科医、泌尿器科医もしくはET/WOCナース）へのコンサルテーション」をした後、「IADアセスメント」へ戻る。

Ⅲ IADの予防と管理

本項で述べるIADの予防と管理の対象は、成人および高齢者であり、かつ自分自身で排泄ケアおよびスキンケアの実施が困難な患者（例：尿意や便意を訴えることができない）である。

1 排泄機能・排泄自立度のアセスメントおよび排泄自立支援

本書は、排泄ケアおよびスキンケアに主眼を置いたベストプラクティスである。排泄機能・排泄自立度のアセスメントおよび排泄自立支援の詳細については、以下の文献を参照することを推奨する。

1）一般社団法人日本創傷・オストミー・失禁管理学会 編：「排尿自立指導料」に関する手引き 新版．照林社，東京：2018．
2）一般社団法人日本創傷・オストミー・失禁管理学会 編：排泄ケアガイドブック．照林社，東京：2017．
3）一般社団法人日本大腸肛門病学会 編：便失禁診療ガイドライン2017年版．南江堂，東京：2017．

2 IADアセスメント

IADのリスクとなる「全身要因・皮膚の脆弱化」、「臀部・会陰部環境」をアセスメントする。「全身要因・皮膚の脆弱化」「臀部・会陰部環境」のアセスメント項目は表1、2の通りである。リスク因子が一つ以上該当する場合はIADの発生リスクがあり、IADが発生した場合は重症化する可能性があると判断し、以下に述べるケアの内容や頻度を考慮する必要がある。

表1 IADアセスメント項目　全身要因・皮膚の脆弱化

低栄養状態[1)2)]
血糖コントロール不良な糖尿病[3)]
放射線療法中あるいは使用歴（骨盤内腔照射に限る）
免疫抑制剤使用中[4)]
抗がん剤使用中
ステロイド剤使用中[4)]
抗菌薬使用中[4)]
ドライスキン
浮腫

表中の対応文献はp.38参照

表2 IADアセスメント項目　臀部・会陰部環境

排泄物による浸軟[1)]
皮膚のたるみ
関節拘縮などによる股関節の開排制限
膀胱直腸瘻・直腸腟瘻
尿・便以外の刺激物の接触（帯下、下血など）
頭側挙上、座位などの長時間同一体位による圧迫ずれ（排泄物の密着状態）[2)3)]
介護力の不足
患者の拒否によるケアの実施困難[2)4)]
過度な洗浄・拭き取り

表中の対応文献はp.38参照

3 付着する排泄物

　IADの予防・管理の基本は、皮膚に付着した排泄物（便・尿）を除去し、皮膚を清潔に保つための「清拭・洗浄」、排泄物による皮膚生理機能への影響を正常化するための「保湿」である。**以後、IADにおける標準的スキンケアとは「清拭・洗浄」および「保湿」をいう。**なお本項に述べるケアには、「IAD-set Ⅰ（皮膚の状態）得点：0点」に対するケア、すなわち予防ケアと、IADの周囲皮膚（健常部）のケアを含む。
　表3に「付着する排泄物に対するスキンケアの構成要素」を、表4に「スキンケアに関する用語の説明」を示す。

表3　付着する排泄物に対するスキンケアの構成要素

付着する排泄物（点数）		管理方法			
		洗浄	保湿	保護（撥水）	収集
便	有形便（1点）	●	●		●
	軟便（2点）	●	●	●	●
	水様便（3点）	●	●	●	●
尿	正常（1点）	●	●		●
	感染の疑い（2点）	●	●	●	●

・標準的スキンケアとは、洗浄 と 保湿 を行うこと
・「軟便」、「水様便」、「尿の感染の疑い」（2点以上）では、標準的スキンケアに 保護（撥水） を追加する
・排泄物の性状に適した収集方法の選択を行う

表4　スキンケアに関する用語の説明

【清拭】皮膚に付着した排泄物（便・尿）を拭き取ること
【洗浄】皮膚に付着した排泄物（便・尿）や垢などの汚れを洗い流すこと
【保湿】皮膚表面を覆い水分蒸散を防ぐこと（エモリエント）、または、水と結合し角質層に水分を与えること（ヒューメクタント）で皮膚の水分を保持すること
【保護】皮膚表面に塗布し保護膜を形成し、排泄物（便・尿）の付着を防ぐこと

スキンケア用品	種類
皮膚清拭用品	ウェットワイプ、洗い流し不要（拭き取り）洗浄剤
皮膚洗浄用品	洗い流す洗浄剤
保湿剤	クリーム、軟膏、ローション
皮膚保護剤	
撥水性皮膚保護剤	クリーム、オイル、ジェル
皮膚被膜剤	液体
粉状皮膚保護剤	粉状のストーマ用皮膚保護剤
板状皮膚保護剤	板状のストーマ用皮膚保護剤

1）便の管理

（1）有形便（付着する排泄物・便の点数：1点）の管理

有形便が皮膚へ付着することを最小限にするために、標準的スキンケアを以下のように行うとよい。

①清拭・洗浄

清拭

- 排泄（失禁）ごとに行う[1)][2)]。
- ウェットワイプ（図2）を用いて拭き取る。ウェットワイプは、拭き取りの際の滑りをよくし、皮膚への機械的刺激の軽減が期待できる、オイルが含有されたものを使用する。
- 機械的刺激を最小限にするために皮膚は強く擦らず、タオルは機械的刺激が大きいため使用を控える。
- ウェットワイプでは排泄物の除去が困難な場合は、皮膚清拭剤（図3）を使用する。
- 皮膚清拭剤は拭き取りの際の滑りをよくし、機械的刺激の軽減が期待できるジメチコン[3)]やオイルが含有されたものを使用する。

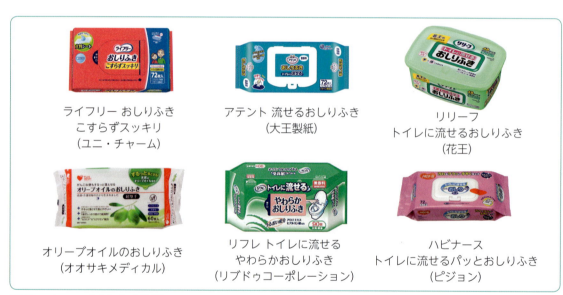

図2　ウェットワイプの例
商品名（販売元）を示す

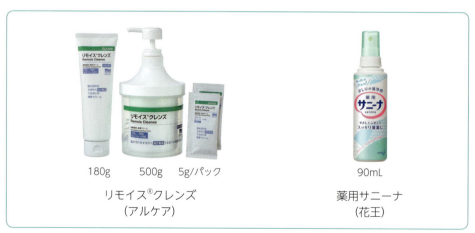

図3　オイルやジメチコンを含有する皮膚清拭剤の例
商品名（販売元）を示す

- 清拭のみでは排泄物の除去が困難な場合は、微温湯で洗い流す。

[洗浄]

- 1日1回、皮膚洗浄剤を用いて皮膚に付着した排泄物や垢を除去し洗い流す。
- 皮膚に与える化学的刺激を最小限にするために、弱酸性（pH5.5〜7.0）の皮膚洗浄剤[1) 4-6)]を選択する（図4）。
- 洗浄力の高い皮膚洗浄剤（例：石けん（アルカリ性））は、過剰に皮脂を除去するため慎重に使用する[7)]。
- 機械的刺激を最小限にするために、スポンジやナイロンタオルの使用は避ける。泡状の皮膚洗浄剤は、泡を用いて手指で優しく洗い（図5）、泡が立たないタイプは皮膚自体を強く擦らない[1) 2) 4) 5) 8) 9)]。
- 皮膚洗浄剤が残らないよう十分に微温湯で洗い流す。
- 洗浄後の水分を拭き取る際は、擦らず押さえ拭きをする[1) 2) 8) 9)]。
- たるみや肥満による皮膚の密着が顕著な場合（例：鼠径部など）は、排泄物が皮膚と皮膚の間に残存するため、注意して洗浄を行う（図6）。
- 皮膚洗浄剤を使用し何度も洗浄することにより、皮膚が受ける化学的刺激は大きくなるため、1日の排便回数が多い場合も皮膚洗浄剤の使用は1日1回とする。

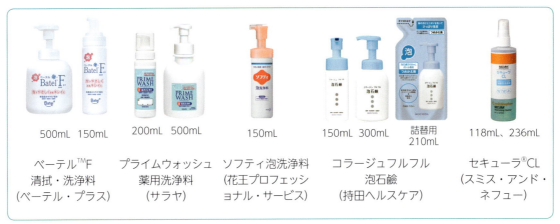

図4　弱酸性の皮膚洗浄剤の例
商品名（販売元）を示す

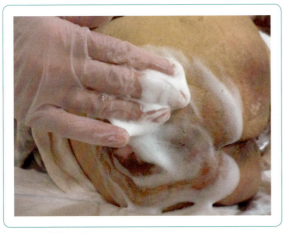

図5　洗浄の方法
泡を用いて手指で優しく洗う

②保湿

保湿の頻度とタイミング

- 保湿剤の塗布は1日1回以上行う。
- 洗浄により皮脂が洗い流されるため、洗浄後あるいは入浴後に塗布する。

保湿剤の種類（表5）

- エモリエント成分は細胞間脂質（皮脂膜）を補強し、皮膚からの水分の蒸散を緩やかにする作用があるため、エモリエント成分が主である保湿剤を使用する[5]。

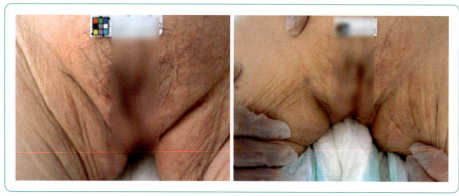

図6　皮膚のたるみがある場合の注意
左：皮膚（例：鼠径部）にたるみがある場合、右：皮膚をよく広げて観察・洗浄を行う

表5　保湿剤の種類

	エモリエント	ヒューメクタント
特徴	水分の蒸発を防ぐ成分 皮膚を閉塞することにより皮膚からの水分蒸散を抑え角層内に水分を貯留させ、角質水分量を高め皮膚を柔軟にする	水分を保持する成分 水に対する親和性が強く、吸湿性や保水性が高いため、角層への貯留が可能となり皮膚に水分を与える
種類	ワセリン ミネラルオイル ホホバ油 オリーブ油 ツバキ油 ラウリン酸 ミリスチン酸 セチルアルコール　など	グリセリン 尿素 ヒアルロン酸 乳酸ナトリウム ピロリドンカルボン酸ナトリウム ソルビトール プロピレングリコール ポリエチレングリコール　など

エモリエントやヒューメクタントが単体で用いられることはまれで、さまざまな剤型に配合される

表6　天然保湿因子の組成

組成	(%)
アミノ酸	40.0
ピロリドンカルボン酸	12.0
乳酸	12.0
尿素	7.0
ナトリウム、カルシウム、カリウム、マグネシウム、リン酸塩、塩化物	18.5
アンモニア、尿酸、グリコサミン、クレアチニン	1.5
不明	9.0

Jacobi OK. Moisture regulation in the skin. Drug Cosmet Ind 84：732-812, 1959.
菊地克子．異常皮膚の病態 乾燥肌（ドライスキン）．スキンケアを科学する（宮地良樹，松永佳世子，宇津木龍一 編）．南江堂，東京，142，2008．より引用

- ヒューメクタント成分は皮膚（角層）に水分を与える作用があるため、ヒューメクタント成分の含有量が多い保湿剤は、浸軟が認められる皮膚には使用しない[1) 5)]。
- 皮膚バリア機能の向上と修復を図るため、セラミドや天然保湿因子（natural moisturizing factor：NMF）（表6）含有の保湿剤が有効である[10)]。

保湿の方法
- 保湿剤は排泄物が付着しうる部位すべての範囲に使用する。

③便の収集
- おむつを選択する際は、日常生活自立度や身体のサイズ、失禁の量を考慮し適切なものを選ぶ。
- 有形便が皮膚に付着することを防ぐために、失禁後は可能な限り直ちにおむつを交換する[11)]。ただし、便意を訴えることが困難な場合は、失禁のタイミングや頻度、量などからおむつの交換を判断する。

（2）軟便（付着する排泄物・便の点数：2点）の管理

　軟便が皮膚へ付着することを防ぎ、また問題がなければ便の性状を有形にすることを原則とし、標準的スキンケア「清拭・洗浄」と「保湿」に加え以下を行うとよい。
　なお、**本書で示す保護とは、「尿や便が皮膚に付着しないために、皮膚に撥水性皮膚保護剤や皮膚被膜剤、ストーマ用皮膚保護剤を直接塗布（貼付）すること」とする。**

①保護

保護の頻度とタイミング
- 使用頻度とタイミングは、原則その製品の皮膚保護力と製造元の指示に従うが[11)]、撥水の程度（図7）を確認し判断する。

保護剤の種類（表7）
- 軟便が皮膚へ付着することを防ぐために、成分にワセリンやジメチコン（表7）などが配合されている撥水性皮膚保護剤（図8）を塗布する[12)]。
- ただし、撥水性皮膚保護剤は粘着製品（テープなど）の皮膚の接着を困難とするため、褥瘡などの創傷があり、ドレッシング材の固定が必要な場合には皮膚被膜剤（図9、P.27）を使用

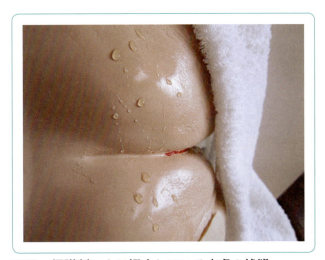

図7　保護剤により撥水している皮膚の状態
樋口ミキ．スキンケア．パッと見てすぐできる 褥瘡ケア（溝上祐子 編著）．照林社，東京，54，2015．より引用

する。
- 皮膚被膜剤はアクリル系共重合体（表7）などが配合され、皮膚表面に無色透明な被膜を形成し、速乾性でべたつかず被膜の上から粘着製品を使用することができる。

保護の方法
- 皮膚保護剤は排泄物が付着しうる部位すべての範囲に塗布する[1]。

②便の収集
- 排泄後は可能な限り、直ちにおむつを交換する。
- 失禁の量や回数が多い場合は、軟便専用パッド（図10）の使用を検討する。
- 軟便専用パッドは尿取りパッドと比較し便の収集率は高い[13]が、完全に便の付着を防ぐことはできないため、軟便排泄後は、可能な限り直ちにパッドを交換する。

③コンサルテーション
- 便の性状の検討を行う際は、以下のようにコンサルテーションを行う。

表7　皮膚保護剤主成分の特徴

主成分	特徴
ワセリン	・軟膏における共通基材で、薄く塗布した場合は透明 ・皮膚に密封層を形成し、皮膚の水和性を高める ・皮膚への刺激が少ない ・おむつなどに付着し、排泄物の吸収に影響を与える場合がある ・伸展性が悪く、べたつきがある
酸化亜鉛	・不透明なクリーム、軟膏もしくはペーストの原料となる白い粉 ・消炎作用がある ・除去が難しい ・不透明なため、皮膚を観察する際は除去が必要
ジメチコン	・シリコンがベースで、不透明もしくは塗布後に透明 ・非閉塞性であるため、おむつなどの吸収性を妨げない
アクリル系共重合体	・ポリマーが皮膚に透明なフィルムを形成 ・軟膏やクリーム、ペーストと比較し、散布回数が少ない

Beeckman D, et al. Proceedings of the Global IAD Expert Panel. Incontinence-associated dermatitis：moving prevention forward. Wounds International 2015.
菊池克子．保湿②保湿をめぐるディベート1．スキンケアを科学する（宮地良樹，松永佳世子，宇津木龍一編）．南江堂，東京，206-207, 2008.
上記2文献を参考にして作成

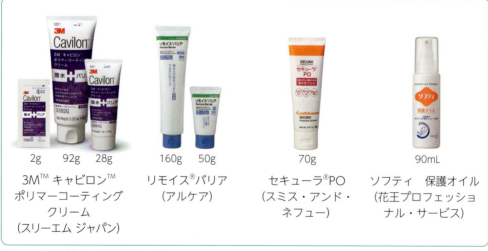

図8　撥水性皮膚保護剤の例
商品名（販売元）を示す

- 緩下剤や刺激性下剤を使用している場合は、主治医に相談し便性状の調整を検討する。
- 便の性状に経腸栄養剤が関与している可能性がある場合は、主治医や管理栄養士、NST（Nutrition Support Team）に相談し、経腸栄養剤の種類や投与方法（注入速度、取り扱い方法）などについて検討する。

● 便の収集方法の検討を行う際は、以下のようにコンサルテーションを行う。

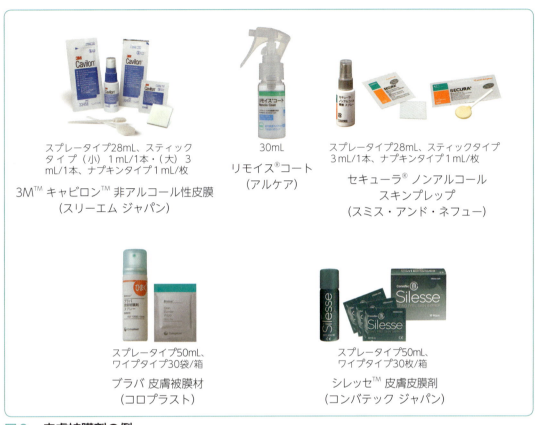

図9　皮膚被膜剤の例
商品名（販売元）を示す

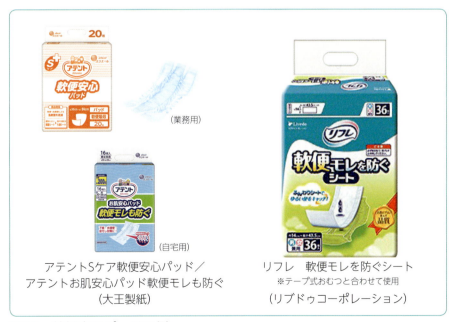

図10　軟便専用パッドの例

- 軟便専用パッドでは対応が不十分な場合は、ET/WOCナースなどに相談し、装着型肛門用装具（単品系のストーマ用装具を含む）を肛門に貼用し（図11）、便を閉鎖的に収集する[14-16]ことを検討する。
- 装着型肛門用装具（単品系のストーマ用装具を含む）を剥がす際、皮膚への粘着が強い場合は、剥離刺激による皮膚損傷を防ぐために、皮膚用粘着剥離剤（図12）を使用する。

（3）水様便（付着する排泄物・便の点数：3点）の管理

水様便が皮膚へ付着することを防ぎ、また水様便をきたす原因を見極め対応することを原則とし、標準的スキンケア「清拭・洗浄」と「保湿」に加え、以下を行うとよい。

①保護

保護の頻度とタイミング

保護剤の種類

保護の方法

- 「軟便（付着する排泄物・便の点数：2点）の管理」（P.25）と同様に行う。

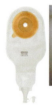 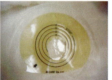 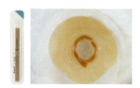 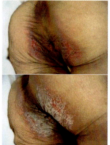 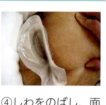

①肛門の大きさや会陰の幅に合わせて面板をカットする

②ホールカット内縁に用手形成皮膚保護剤をつなぎとして使うことで隙間を埋め、密着が高まる

③びらん部に粉状皮膚保護剤を散布し、その後余分な粉状皮膚保護剤を払う

④しわをのばし、面板が皮膚面に沿うように装具を貼付する

図11　装着型肛門用装具の使用方法（単品系のストーマ用装具を用いた例）

渡辺光子．便失禁ケア用品の特徴と使い方．排泄ケアガイドブック（一般社団法人日本褥瘡・オストミー・失禁管理学会 編）．照林社，東京，225，2017．より引用

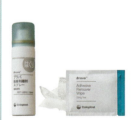 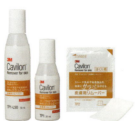 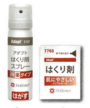 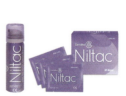 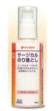

スプレータイプ50mL、ワイプタイプ30袋/箱

ブラバ 粘着剥離剤
（コロプラスト）

滴下ボトル50mL、滴下ボトル30mL、ワイプタイプ3mL

3M™ キャビロン™
皮膚用リムーバー
（スリーエム ジャパン）

スプレータイプ50mL、ワイプタイプ50枚/箱

アダプトはくり剤
（ホリスター）

スプレータイプ50mL、ワイプタイプ30枚/箱

ニルタック™
粘着剥離剤
（コンバテック
ジャパン）

100mL

サージカル
のり落とし
（ニチバン）

図12　皮膚用粘着剥離剤の例
商品名（販売元）を示す

②便の収集
- 非感染性の下痢で水様便が持続する場合は、装着型肛門用装具（単品系のストーマ用装具を含む）（図11）、もしくは軟便専用パッド（図10）とポリエステル繊維綿（図13）との組み合わせで便の付着を防ぐ。
- 軟便専用パッドは、尿取りパッドと比較し便の収集率は高い[13]が、完全に便の付着を防ぐことはできないため、水様便排泄後は可能な限り直ちにパッドを交換する。
- ポリエステル繊維綿（図13）は、肛門周囲から会陰部にかけての皮膚とおむつとの間隙を埋めるために使用する（図14）。これにより、水様便が臀裂や臀部皮膚に拡散せずパッドへ誘導され、皮膚への付着を軽減させる。
- 感染性の下痢の場合は、感染管理の観点から持続的難治性下痢便ドレナージ[17)18)]の実施（図15、16）を第一選択とする。
- 持続的難治性下痢便ドレナージが困難な場合は、装着型肛門用装具（単品系のストーマ用装具を含む）、もしくは軟便専用パッドとポリエステル繊維綿を組み合わせて使用する。

③コンサルテーション
- 非感染性の下痢において便の性状の検討を行う際は、以下のようにコンサルテーションを行う。
    ・緩下剤や刺激性下剤を使用している場合は、主治医に相談し便性状の調整を検討する。

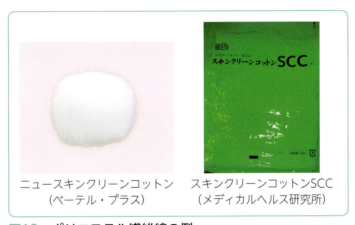

図13　ポリエステル繊維綿の例
商品名（販売元）を示す

ニュースキンクリーンコットン（ベーテル・プラス）　スキンクリーンコットンSCC（メディカルヘルス研究所）

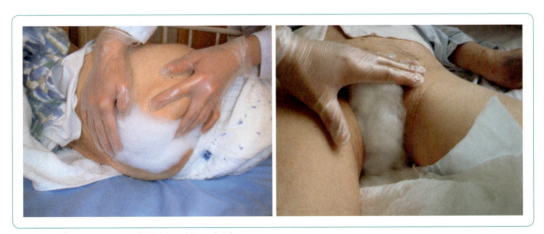

図14　ポリエステル繊維綿の使用方法
左：肛門部から臀裂部に沿って便がたまりやすい間隙にあてがう
右：尿道口から会陰部をおおうようにあてがう

- ・便の性状に経腸栄養剤が関与している可能性がある場合は、主治医や管理栄養士、NST（Nutrition Support Team）に相談し、経腸栄養剤の種類や投与方法（注入速度、取り扱い方法）などについて検討する。
● 感染性の下痢便が疑われる場合は、以下のようにコンサルテーションを行う。
- ・感染性の下痢（例：クロストリジウム・ディフィシル）の確認のために、主治医に相談する。
- ・感染性の下痢である場合は、医師の指示のもと治療、管理を開始する。
- ・持続的難治性下痢便ドレナージ（図15、16）[17, 18]を実施する際、使用の判断も含め専門家へ相談する。
- ・持続的難治性下痢便ドレナージを使用しても皮膚汚染が続く場合は、ET/WOCナースなどへコンサルテーションし、装着型肛門用装具（単品系のストーマ用装具を含む）（図11）の使用を考慮する[14-16]。

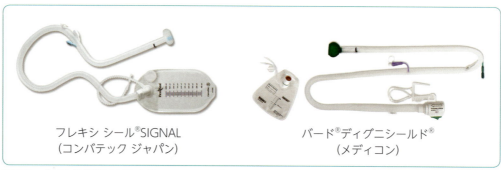

フレキシ シール®SIGNAL
（コンバテック ジャパン）

バード®ディグニシールド®
（メディコン）

図15　持続的難治性下痢便ドレナージ用品の例

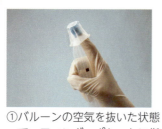
① バルーンの空気を抜いた状態で、フィンガーポケットに指を挿入する。

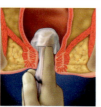
② 潤滑剤をつけて、バルーン先端を肛門から静かに挿入し直腸内まで進める

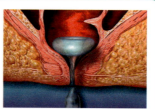
③ 指は抜かないままで固定液を注入する。バルーンの膨張を確認後、指を静かに抜く

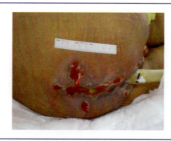

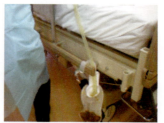

留置後の状態

図16　持続的難治性下痢便ドレナージの方法（フレキシ シール®SIGNALの留置方法）

渡辺光子．便失禁ケア用品の特徴と使い方．排泄ケアガイドブック（一般社団法人日本褥瘡・オストミー・失禁管理学会 編）．照林社，東京，226，2017．より改変して転載

2）尿の管理

(1) 正常な尿（付着する排泄物・尿の点数：1点）の管理

尿が皮膚へ付着することを防ぐことを原則とし、標準的スキンケア「清拭・洗浄」と「保湿」に加え、以下を行うとよい。

①尿の収集

- おむつを選択する際は、日常生活自立度や身体のサイズ、失禁の量を考慮し適切なものを選ぶ。
- 尿取りパッドは、逆戻りが少なく、通気性のよい高性能のパッド[19]、あるいは吸収体の面積が小さく尿の接触面積を縮小できるパッド[20,21]を使用する。
- 排泄物を吸収したパッドやおむつは皮膚pHへ影響を与えるため[22]、失禁後は直ちに交換する。ただし、尿意を訴えることが困難な場合は、失禁のタイミングや頻度、量などからおむつの交換を判断する。
- 失禁の量によっては、尿が付着し得る部位にポリエステル繊維綿を使用すること（図13）を検討する。
- 男性は男性用の尿取りパッド（図17）を使用する。
- 女性が尿取りパッドをテープ式おむつと組み合わせて使用するときは1枚のみ使用し、2枚以上重ねない（図18、19）。

②コンサルテーション

- 尿の収集方法の検討を行う際は、以下のようにコンサルテーションを行う。

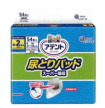 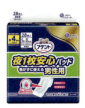 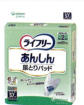 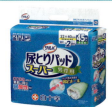 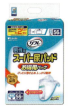

| アテント
尿とりパッド
スーパー吸収 男性用
（大王製紙） | アテント
夜1枚安心パッド
巻かずに使える男性用
4回吸収
（大王製紙） | ライフリー
あんしん尿とり
パッド 男性用
（ユニ・チャーム） | サルバ
尿とりパッドスーパー
男性用
（白十字） | リフレ
男性用
スーパー尿パッド
（リブドゥコーポ
レーション） |

図17　男性用尿取りパッドの例
商品名（販売元）を示す

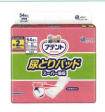 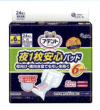 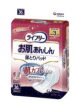 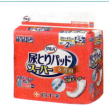 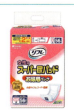

| アテント
尿とりパッド
スーパー吸収 女性用
（大王製紙） | アテント
夜1枚安心パッド
仰向け・横向き寝でも
モレを防ぐ6回吸収
（大王製紙） | ライフリー
お肌あんしん
尿とりパッド3回
（ユニ・チャーム） | サルバ
尿とりパッド スーパー
女性用
（白十字） | リフレ
女性用
スーパー尿パッド
（リブドゥコーポ
レーション） |

図18　女性用尿取りパッドの例
商品名（販売元）を示す

- 男性が尿取りパッドでは対応が困難な場合は、ET/WOCナースなどにコンサルテーションし、コンドーム型収尿器の使用（図20、21）を検討する。
- 膀胱留置カテーテルの使用は感染のリスクが高まるため最終手段とすべきであり、使用する場合は専門家にコンサルテーションを行い、使用期限を設ける必要がある[4, 18, 20]。

（2）尿感染の疑い（付着する排泄物・尿の点数：2点）への対応

感染の疑いがある尿が皮膚へ付着することを防ぐことを原則とし、標準的スキンケア「清拭・洗浄」と「保湿」に加え、以下を行うとよい。また、臭気をきたす尿の感染が疑われる原因を見極め対応する。

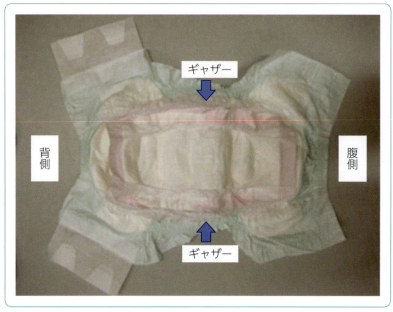

図19　尿取りパッドの使用方法
テープ式おむつ（青色）と合わせて使用する際は、テープ式おむつにあるギャザーの内側に尿取りパッド（ピンク色）1枚をセットし使用する。2枚以上の尿取りパッドを重ねて使用することで尿漏れや不快感につながる

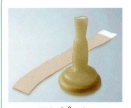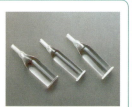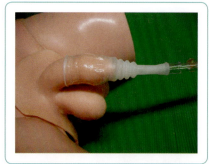

コンビーン
コンドーム型収尿器
〈ラテックス製〉
（コロプラスト）

コンビーン セキュアー
コンドーム型収尿器
〈ラテックスフリー〉
（コロプラスト）

インケア・
インビューカテ
〈ラテックスフリー〉
（ホリスター）

図20　コンドーム型収尿器の例
商品名（販売元）を示す
レッグバッグやベッドサイドドレーンバッグと合わせて使用する

図21　コンドーム型収尿器の使用方法（インケア・インビューカテ）

①保護

保護の頻度とタイミング

保護剤の種類

保護の方法

- 「軟便（付着する排泄物・便の点数：2点）の管理」（P.25）と同様に行う。

②尿の収集

- 「正常な尿（付着する排泄物・尿の点数：1点）の管理」（P.31）と同様に行う。

③コンサルテーション

- 尿感染が疑われる場合は、以下のようにコンサルテーションを行う。
  ・尿路感染症の確認のために、主治医もしくは泌尿器科医に相談する。
  ・尿路感染症が確定した場合は、医師の指示のもと、治療、管理を開始する。
- 尿の収集方法の検討を行う際は、以下のようにコンサルテーションを行う。
  ・男性が尿取りパッドでは対応が困難な場合は、ET/WOCナースなどにコンサルテーションし、コンドーム型収尿器の使用（図20、21）を検討する。
  ・膀胱留置カテーテルの使用は感染のリスクが高まるため最終手段とすべきであり、使用する場合は専門家にコンサルテーションを行い、使用期限を設ける必要がある[4, 18, 20]。

4 皮膚の状態

　本項に示す皮膚の状態の管理は、すべてIAD局所を対象とする。したがって、IADの周囲皮膚（健常部）の管理については、「付着する排泄物」に応じたケアを行う。なお、痛みに関しては、患者自身が自ら訴えることが困難な場合があるため、処置時などの患者の反応や皮膚の状態から判断し対応する。

（1）紅斑（皮膚障害の程度の点数：1点）の管理

　排泄物の付着を防ぐことを原則とし、標準的スキンケア「清拭・洗浄」と「保湿」に加え、以下を行うとよい。

①保護

保護の頻度とタイミング

- 使用頻度とタイミングは、原則その製品の皮膚保護力と製造元の指示に従うが[1]、撥水の程度を確認し判断する。

保護剤の種類

- 排泄物が皮膚へ付着することを防ぐために、撥水性皮膚保護剤（図8）あるいは皮膚被膜剤（図9）を塗布する[23, 24]。
- 浮腫を伴う場合は、塗布時の機械的刺激を軽減するために、オイルを使用する。

保護の方法
- 保護剤は排泄物が付着しうる部位すべての範囲に塗布する[1]。

②コンサルテーション
- 上記の保護を行っても痛みを伴う場合は、主治医もしくは皮膚科医にコンサルテーションを行う。

（2）びらん（皮膚障害の程度の点数：2点）の管理
　排泄物の付着を防ぐことを原則とし、標準的スキンケア「清拭・洗浄」と「保湿」に加え、以下を行うとよい。

①痛みに対するケア
- 痛みを伴う場合は、主治医もしくは皮膚科医へコンサルテーションする。

②洗浄
- 洗浄時に痛みを伴う場合は、温めた生理食塩水を使用する。

③保護
- ストーマ用品の粉状皮膚保護剤（CMC系）（図22）を散布した後、余分な粉を払い（図23）、びらん部に粉が密着した上に皮膚被膜剤（図9、P27）[24)25)]を塗布する。

④コンサルテーション
- 痛みを伴う場合は、主治医もしくは皮膚科医にコンサルテーションを行う。

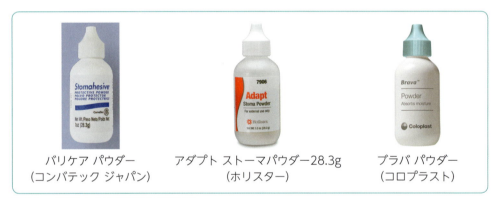

バリケア パウダー　　　　アダプト ストーマパウダー28.3g　　　ブラバ パウダー
（コンバテック ジャパン）　　　　（ホリスター）　　　　　　　（コロプラスト）

図22　粉状皮膚保護剤の製品例
商品名（販売元）を示す

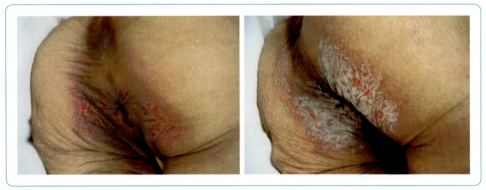

図23　びらん部に粉状皮膚保護剤を散布した例
渡辺光子．便失禁ケア用品の特徴と使い方．排泄ケアガイドブック（一般社団法人日本褥瘡・オストミー・失禁管理学会 編）．照林社，東京，225，2017．より引用

- 皮膚の保護方法の検討を行う際は、以下のようにコンサルテーションを行う。
  - 失禁の頻度や機械的刺激などにより粉状皮膚保護剤が容易に剥がれてしまう場合は、ET/WOCナースなどへコンサルテーションし、粉状皮膚保護剤と亜鉛華単軟膏を混ぜたものを塗布する（図24）ことを検討する。
  - 粉状皮膚保護剤と亜鉛華単軟膏を混ぜたものが短時間で除去されてしまう場合は、ET/WOCナースなどへコンサルテーションし、ハイドロコロイドドレッシング材、フォームドレッシング材の創傷被覆材[4]やストーマ用の板状皮膚保護剤の貼付（図25）を検討する。
  - ハイドロコロイドドレッシング材やストーマ用の板状皮膚保護剤を使用する場合は、適当な大きさにカットしたものをモザイク状に局所へ貼付する。
  - ハイドロコロイドドレッシング材やストーマ用の板状皮膚保護剤間の隙間は粉状皮膚保護剤で充填する。
  - ハイドロコロイドドレッシング材やストーマ用の板状皮膚保護剤が剥がれてしまった場合は、剥がれた部分のみを貼りかえ、自然に剥がれるまでは無理に剥がさない。

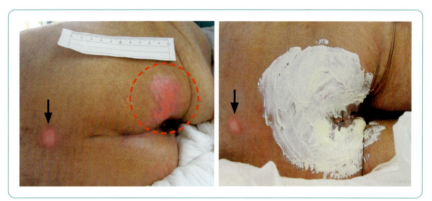

図24　粉状皮膚保護剤と亜鉛華単軟膏を混合したものを塗布した例
（↓仙骨部褥瘡、○IAD）
左：塗布前のIAD、右：塗布した状態

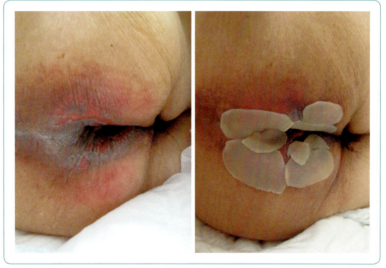

図25　板状皮膚保護剤貼付の例
左：貼付前
右：IADの形状に合わせて板状皮膚保護剤をカットし貼付した

（3）潰瘍（皮膚障害の程度の点数：3点）の管理

排泄物の付着を防ぎ、湿潤環境による治癒促進を図ることを原則とし、標準的スキンケア「清拭・洗浄」と「保湿」に加え、以下を行うとよい。

①鑑別診断
- 潰瘍が生じた場合は、IADと類似する潰瘍（例：クローン病、ヘルペスなど）を鑑別するために、皮膚科医にコンサルテーションを行う。

②痛みに対するケア
- 痛みを伴う場合は、主治医もしくは皮膚科医へコンサルテーションを行う。

③洗浄
- 洗浄時に痛みを伴う場合は、温めた生理食塩水を使用する。

④コンサルテーション
- 潰瘍部と排泄物との接触を回避する保護の検討を行う際は、以下のようにコンサルテーションを行う。
    - 皮膚科医よりIADと診断された潰瘍の治療方法については、皮膚科医が指示する外用薬を使用する。
    - ただし、排泄物によって潰瘍部が汚染される場合は、ストーマ用板状皮膚保護剤や創傷被覆材の使用を医師に相談する。
    - ストーマ用の板状皮膚保護剤もしくはハイドロコロイドドレッシング材などの創傷被覆材[4]を貼付する場合は、ET/WOCナースなどへコンサルテーションし、貼付方法を考慮する。
    - 適当な大きさにカットした皮膚保護剤や創傷被覆材を潰瘍部位に貼付する。
    - 保護剤が剥がれてしまった場合は、剥がれた部分のみを貼りかえ、自然に剥がれるまでは無理に剥がさない。
    - 滲出液が多い場合は、潰瘍部が排泄物によって汚染されないような環境下についてET/WOCナースなどへコンサルテーションし、アルギン酸塩やハイドロファイバーを創内に充填し滲出液の管理を行う。ただし、アルギン酸塩やハイドロファイバーは明らかな創感染を有する場合は使用しない。
    - 充填部（潰瘍部）に排泄物がもぐりこんだ場合は直ちに交換する。

（4）皮膚カンジダ症の疑い（カンジダ症の疑いの点数：1点）への対応

- 感染徴候が確認されたら、主治医もしくは皮膚科医へコンサルテーションし、感染の有無の確認を行う。
- 感染が確定したら、医師の指示のもと治療を行う。
- 感染が確定した場合は、陰部洗浄、入浴により病変部を清潔に保つ。
- 過度な湿潤を防ぐために、失禁後は直ちにおむつを交換し、適宜、空気浴を行う。また、エアマットレスを使用している場合は、換気モードを稼働させ、衣類は通気性のよい素材を選択する。特に、皮膚密着部位に関しては、ポリエステル繊維綿（図13）を挟み、皮膚の乾燥を保つ。

文献

1) Beeckman D, et al. Proceedings of the Global IAD Expert Panel. Incontinence-associated dermatitis : moving prevention forward. Wounds International 2015.
2) Lichterfeld A, Hauss A, Surber C, et al. Evidence-Based Skin Care : A Systematic Literature Review and the Development of a Basic Skin Care Algorithm. J Wound Ostomy Continence Nurs 42 : 501-524, 2015.
3) Beeckman D, Verhaeghe S, Defloor T, et al : A 3-in-1 perineal care washcloth impregnated with dimethicone 3％ versus water and pH neutral soap to prevent and treat incontinence-associated dermatitis : a randomized, controlled clinical trial. J Wound Ostomy Continence Nurs 38 : 627-634, 2011.
4) Wound, ostomy and continence nursing society's clinical practice wound committee. Incontinence associated dermatitis (IAD) best practice for clinicians. Wound, ostomy and continence nursing society 2011.
5) Doughty D, Junkin J, Kurz P, et al. Incontinence-associated dermatitis : consensus statements, evidence-based guidelines for prevention and treatment, and current challenges. J Wound Ostomy Continence Nurs 39 : 303-315, quiz 316-317, 2012.
6) Cooper P, Gray D. Comparison of two skin care regimes for incontinence. Br J Nurs 10 : S6, S8, S10, 2001.
7) Voegeli D. The effect of washing and drying practices on skin barrier function. J Wound Ostomy Continence Nurs 35 : 84-90, 2008.
8) Beeckman D. A decade of research on Incontinence-Associated Dermatitis (IAD) : Evidence, knowledge gaps and next steps. J Tissue Viability 26 : 47-56, 2017.
9) Coyer F, Gardner A, Doubrovsky A. An interventional skin care protocol (InSPiRE) to reduce incontinence-associated dermatitis in critically ill patients in the intensive care unit : A before and after study. Intensive Crit Care Nurs 40 : 1-10, 2017.
10) Danby SG, Brown K, Higgs-Bayliss T, et al. The Effect of an Emollient Containing Urea, Ceramide NP, and Lactate on Skin Barrier Structure and Function in Older People with Dry Skin. Skin Pharmacol Physiol 29 : 135-147, 2016.
11) Fader M, Clarke-O'Neill S, Cook D, et al. Management of night-time urinary incontinence in residential settings for older people : an investigation into the effects of different pad changing regimes on skin health. J Clin Nurs 12 : 374-386, 2003.
12) Bliss DZ, Zehrer C, Savik K, et al. An economic evaluation of four skin damage prevention regimens in nursing home residents with incontinence : economics of skin damage prevention. J Wound Ostomy Continence Nurs 34 : 143-152, 2007.
13) 北川敦子, 須釜淳子, 真田弘美, 他. 軟便対応パッドの便吸収力に関するランダム化比較試験. 日WOC会誌 14 : 266-271, 2010.
14) Denat Y, Khorshid L. The effect of 2 different care products on incontinence-associated dermatitis in patients with fecal incontinence. J Wound Ostomy Continence Nurs 38 : 171-176, 2011.
15) Zhou XL, He Z, Chen YH, et al. Effect of a 1-Piece Drainable Pouch on Incontinence-Associated Dermatitis in Intensive Care Unit Patients With Fecal Incontinence : A Comparison Cohort Study. J Wound Ostomy Continence Nurs 44 : 568-571, 2017.
16) Pittman J, Beeson T, Terry C, et al. Methods of bowel management in critical care: a randomized controlled trial. J Wound Ostomy Continence Nurs 39 : 633-639, 2012.
17) Beeson T, Eifrid B, Pike CA, et al. Do Intra-anal Bowel Management Devices Reduce Incontinence-Associated Dermatitis and/or Pressure Injuries? J Wound Ostomy Continence Nurs 44 : 583-588, 2017.
18) Langemo D, Hanson D, Hunter S, et al. Incontinence and incontinence-associated dermatitis. Adv Skin Wound Care 24 : 126-140, quiz141-142, 2011.
19) Voegeli D. Prevention and management of incontinence-associated dermatitis. Br J Nurs 26 : 1128-1132, 2017.
20) 須釜淳子, 真田弘美, 仲上豪二朗, 他. 高齢者用前側吸収尿失禁パッドにおける尿吸収状態の評価. 日WOC会誌 14 : 247-251, 2010.
21) Sugama J, Sanada H, Shigeta Y, et al. Efficacy of an improved absorbent pad on incontinence-associated dermatitis in older women : cluster randomized controlled trial. BMC Geriatr 12 : 22, 2012.
22) Shigeta Y, Nakagami G, Sanada H, et al. Factors influencing intact skin in women with incontinence using absorbent products : results of a cross-sectional, comparative study. Ostomy Wound Manage 56 : 26-28, 30-33, 2010.
23) Kon Y, Ichikawa-Shigeta Y, Iuchi T, et al. Effects of a Skin Barrier Cream on Management of Incontinence-Associated Dermatitis in Older Women : A Cluster Randomized Controlled Trial. J Wound Ostomy Continence Nurs 44 : 481-486, 2017.
24) Bale S, Tebble N, Jones V, et al. The benefits of implementing a new skin care protocol in nursing homes. J Tissue Viability 14 : 44-50, 2004.
25) Gray M, Beeckman D, Bliss DZ, et al. Incontinence-associated dermatitis : a comprehensive review and

update. J Wound Ostomy Continence Nurs 39：61-74，2012.

●表1の文献
1) Junkin J, Selekof JL. Prevalence of incontinence and associated skin injury in the acute care inpatient. J Wound Ostomy Continence Nurs 34：260-269，2007.
2) Bliss DZ, Savik K, Harms S, et al. Prevalence and correlates of perineal dermatitis in nursing home residents. Nurs Res 55：243-251，2006.
3) Kottner J, Blume-Peytavi U, Lohrmann C, et al. Associations between individual characteristics and incontinence-associated dermatitis: a secondary data analysis of a multi-centre prevalence study. Int J Nurs Stud 51：1373-1380，2014.
4) Beeckman D, et al. Proceedings of the Global IAD Expert Panel. Incontinence-associated dermatitis：moving prevention forward. Wounds International 2015.

●表2の文献
1) Ichikawa-Shigeta Y, Sugama J, Sanada H, et al. Physiological and appearance characteristics of skin maceration in elderly women with incontinence. J Wound Care 23：18-9，22-23，26，2014.
2) Bliss DZ, Savik K, Harms S, et al. Prevalence and correlates of perineal dermatitis in nursing home residents. Nurs Res 55：243-251，2006.
3) Junkin J, Selekof JL. Prevalence of incontinence and associated skin injury in the acute care inpatient. J Wound Ostomy Continence Nurs 34：260-269，2007.
4) Bliss DZ, Savik K, Thorson MA, et al. Incontinence-associated dermatitis in critically ill adults: time to development, severity, and risk factors. J Wound Ostomy Continence Nurs 38：433-445，2011.

IADベストプラクティス

2019年1月30日	第1版第1刷発行	編　集	一般社団法人 日本創傷・オストミー・失禁管理学会
2023年6月10日	第1版第2刷発行		
		発行者	有賀　洋文
		発行所	株式会社 照林社
			〒112-0002
			東京都文京区小石川2丁目3-23
			電　話　03-3815-4921（編集）
			03-5689-7377（営業）
			http://www.shorinsha.co.jp/
		印刷所	大日本印刷株式会社

- 本書に掲載された著作物（記事・写真・イラスト等）の翻訳・複写・転載・データベースへの取り込み、および送信に関する許諾権は、照林社が保有します。
- 本書の無断複写は、著作権法上での例外を除き禁じられています。本書を複写される場合は、事前に許諾を受けてください。また、本書をスキャンしてPDF化するなどの電子化は、私的使用に限り著作権法上認められていますが、代行業者等の第三者による電子データ化および書籍化は、いかなる場合も認められていません。
- 万一、落丁・乱丁などの不良品がございましたら、「制作部」あてにお送りください。送料小社負担にて良品とお取り替えいたします（制作部　0120-87-1174）。

検印省略（定価は表紙に表示してあります）
ISBN978-4-7965-2452-0
©日本創傷・オストミー・失禁管理学会/2019/Printed in Japan